Comment je soigne la Tuberculose ?

PAR

le Docteur OUDIETTE

du Mans

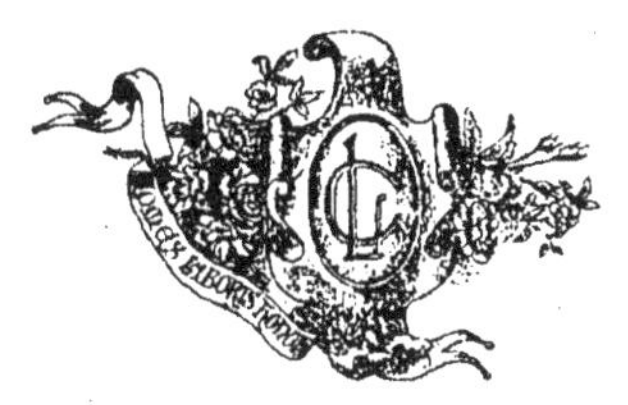

LE MANS
IMPRIMERIE L. CHAUDOURNE
RUE MARCHANDE

Comment je soigne la Tuberculose ?

PAR

le Docteur OUDIETTE

du Mans

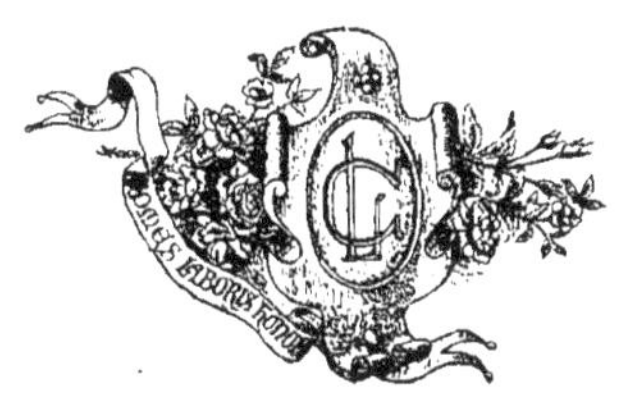

LE MANS
IMPRIMERIE L. CHAUDOURNE
RUE MARCHANDE

Comment je soigne la Tuberculose ?

— Par l'application rationnelle et méthodique d'un sérum antituberculeux s'associant à la thérapeutique habituelle du repos, de la bonne alimentation et de la cure d'air quand c'est possible.

J'avoue que quelle que soit la foi de l'auteur dans une méthode de sérothérapie antituberculeuse qu'il va préconiser, il a toujours quelque appréhension à en parler :

« Chaque année, écrit le professeur RÉNON, apporte en matière de Tuberculose un ou plusieurs traitements nouveaux ; quelques-uns sont le fruit de longues méditations d'auteurs distingués, laborieux et consciencieux, d'autres naissent spontanément autour de la Tuberculose comme autour de toutes les maladies chroniques et incurables pour des raisons qui n'ont rien à voir avec le bien des malades ».

L'auteur de ces lignes sera-t-il classé dans la catégorie des laborieux et consciencieux, ou sera-t-il a priori et sans examen relégué parmi ceux dont les raisons n'ont rien à voir avec l'intérêt des malades ? Il y a là une chance à courir devant l'opinion de ses pairs plus encore peut-être que devant celle du grand public..., il la court volontiers, certain avant tout de la réponse rassurante de sa conscience.

La méthode que j'emploie n'est pas à vrai dire une nouveauté d'hier, car elle fut présentée à l'Académie de Médecine en Juillet 1909 par le Professeur LANCEREAUX alors président de cette assemblée sous la forme d'un ouvrage de

200 pages par le Docteur TABAKIAN intitulé : « ETAT actuel de la sérothérapie antituberculeuse ».

Entre mes mains, elle ne fut jamais un « essai » mais l'application sous la direction prudente de l'inventeur, de son expérience vieille de 15 ans.

Le Docteur TABAKIAN aujourd'hui naturalisé français et ayant porté l'uniforme au front est arménien d'origine. Comme nombre de ses compatriotes, il vint faire ses études en France et s'installa modestement dans un village de la Vienne. Là, malgré la fatigue d'une clientèle de campagne, il eut le courage d'installer un laboratoire, il étudia, il chercha et découvrit une méthode de sérothérapie qu'il a chaque jour approfondie et perfectionnée.

Actuellement installé à NIORT, il y applique sa méthode et sans se lasser continue ses recherches.

TABAKIAN prépare lui-même une tuberculine, il inocule des lapins et le sérum sanguin de ces animaux saignés à des périodes déterminées est injecté aux malades suivant des doses et des modalités différentes, selon les différents cas, en tenant compte de l'étendue des lésions de la résistance du sujet et des formes de la tuberculose.

Innocuité de la Méthode

La méthode a cette supériorité sur d'autres, c'est qu'à l'heure actuelle, elle ne donne aucune réaction pénible ; simplement chez quelques individus, de la céphalée, des transpirations abondantes et une élévation passagère de la température. Certains malades ne s'aperçoivent même pas qu'ils ont été injectés.

Au début de ses expériences, TABAKIAN a eu parfois quelques accidents d'anaphylaxie, mais sans troubles durables cependant. Aujourd'hui la méthode est nettement au point et aucune réaction violente n'est à redouter. *J'ai injecté des enfants de quelques mois sans aucun inconvénient.*

Le malade doit simplement par prudence garder le lit environ 48 heures.

Quelle que soit la forme de la Tuberculose ; pulmonaire, osseuse, rhumatismale, péritonéale, rénale, les injections sont toujours très espacées et ne sont jamais pratiquées en séries — une injection sous-cutanée absolument indolore et c'est fini.

L'innocuité est absolue dans toutes les formes *pour qui sait manier le sérum* et j'insiste sur ce point, car des personnes que je veux croire simplement mal renseignées ont prétendu que dans certains cas cette sérothérapie pouvait aggraver les lésions — la vérité est toute autre. Il nous est arrivé en effet d'injecter des malades très gravement atteints, et qui malgré la période extrême de leur maladie, nous avaient supplié d'essayer une piqûre puisque aucun traitement n'avait pu les améliorer : sans rien promettre ni à eux, ni à la famile, nous avons fait l'injection sachant bien qu'il n'y avait rien à perdre, et qui sait ? peut-être malgré tout quelque chose à gagner ; la sérothérapie dans ces cas graves a été presque toujours impuissante, et comme alors, la maladie n'a fait que s'aggraver et que la mort est bientôt venue chez ces malades que nous avions pris aux portes du tombeau, quelques esprits faux ont voulu voir une aggravation due au sérum.

Nous avons une observation du reste, où nous relatons avoir injecté un malade désespéré de tous et dans un état lamentable, or, nous l'avons sorti de son lit, remis debout et lui avons donné une survie de deux ans et demi ; c'est là contre épreuve victorieuse.

Ayant posé l'innocuité du sérum dans tous les cas, nous étudierons maintenant son efficacité, puis nous verrons très franchement ses échecs et leurs causes.

Pour invoquer un autre témoignage que le mien, je citerai d'abord pour montrer l'efficacité du sérum, une appréciation que je trouve dans l'ouvrage de TABAKIAN sous la signature du Docteur PETIT, chirurgien de l'hôpital de NIORT.

Voici ce que ce chirurgien écrivait (au début de la méthode) le 22 septembre 1905, au Docteur TABAKIAN à propos d'un malade traité en collaboration :

« 15, rue de la Motte du Pin,
NIORT.

22/9/05.

« Mon cher Confrère.

« Je n'ai que deux choses à vous dire concernant votre « malade :

« 1° Avant vos piqûres, elle présentait au niveau du coude « (région postéro-externe) une vaste plaie, ayant nettement « les caractères d'un ulcère tuberculeux suintant, à fond « sanieux jaunâtre non saignant à bords rougeâtres, assez « réguliers, un peu surélevés, sans trace de lymphangite « périphérique, mais avec oedème ; le tout reposant sur l'olé- « crâne et lui adhérant. Le coude étant ankylosé en demi- « flexion, les mouvements des doigts étaient douloureux, le « dos de la main œdématié ; il n'y avait pas de mouvements « de rotation de l'avant-bras. L'ensemble était douloureux. « la plaie ne supportant aucun contact, et *rien de ce qui a « été fait* par nous en fait de pansements n'atténuait les dou- « leurs ni ne provoquait un commencement de cicatrisation ;

« 2° *Il est certain que chacune de vos piqûres a modifié « dans un sens favorable la plaie de cette malade*, chacune « d'elles ayant déterminé sur-le-champ la cicatrisation du « territoire injecté. Il est certain qu'aujourd'hui, à la place « de ce vaste ulcère, nous avons une cicatrice totale, d'une « vitalité non encore parfaite, à mon avis ; mais qui consti- « tue une amélioration, et nous pouvons même dire, je l'es- « père du moins, une guérison en constatant que la malade « ne souffre plus du tout, qu'elle peut faire quelques mou- « vements avec son coude, qu'elle peut travailler de ses « doigts et que son état général lui-même, très déprimé avant « les soins que vous lui avez donnés, s'est considérablement « amélioré.

« Bien cordialement à vous.

« J. PETIT. »

Voilà donc l'affirmation extrêmement franche et nette de l'efficacité de la méthode.

L'ouvrage de TABAKIAN compte du reste un bon nombre d'observations détaillées et concluantes — il a publié également un travail :

« Valeur actuelle de la Thérapie spécifique dans la tuberculose rénale » où l'on trouve l'histoire de plusieurs malades soignés, très améliorés ou guéris et auxquels on a pu éviter la Néphrectomie qui avait été conseillée. Nous avons nous-mêmes actuellement en traitement une tuberculose rénale traitée par la méthode et qui est en excellente voie d'amélioration.

Les observations que l'on va lire montreront mieux encore qu'un plus long plaidoyer l'efficacité de la sérothérapie employée. Nous avons choisi nos observations parmi beaucoup d'autres semblables pour indiquer les résultats de la méthode dans les diverses formes de la tuberculose, nous pourrions en ajouter bien d'autres, mais nous devons nous limiter dans cette modeste communication.

Nos malades sont toujours examinés avec le secours des méthodes modernes, radioscopie, analyse de crachats, chaque fois que nous le pouvons et le diagnostic est presque toujours posé avant nous par d'autres médecins consultés d'abord — nous pourrions sur chaque observation, au nom du malade ajouter le nom du médecin :

Observation I

Tuberculose pulmonaire

Léon G. ... 23 ans. 1 m. 74.

Pas d'antécédents héréditaires intéressants passe la révision en 1915, ajourné pour faiblesse générale. Pris service armé en 1916. Versé au 105e R. A. L. Part au front en février 1917, ni malade, ni évacué pendant la guerre. Tombe malade en février 1919 au Mans où il se trouve en permission. Hospitalisé à l'hôpital Mixte dans le service où je suis encore mobilisé, Pleurésie droite, ponctionnée deux fois, liquide citrin légèrement hémoragique. Baciles de Koch constatés dans le liquide et dans l'expectoration, amaigrissement extrêmement marqué. Convalescence pénible, avec température entre 38°5 et 39°. Sort de l'hôpital le 19 mars 1919. L'expectoration est toujours assez abondante. Dyspnée très marquée, obligation de garder le lit. Le 3 mai abondante hémotysie à 8 h. ½ du matin, le jour même où je devais pratiquer une première piqûre de sérum. *Si l'hémoptysie s'était produite après la piqûre on n'eut pas manqué d'incriminer le sérum lui-même.* Je me contente du traitement habituel des hémoptysiques, repos, immobilité, silence, glace, boissons acidulées, chlorure de calcium, émétine. Les crachats s'améliorent et ne sont plus hémoptoïques et le 11 mai, je pratique pour la première fois une injection de sérum. La réaction est assez violente, céphalée intense, élévation de la température, sueurs abondantes à allure cyclique revenant tous les trois jours environ. A cette époque en plus du foyer pleurétique droit qui va en s'améliorant, le poumon gauche présente un gros foyer en avant et en arrière avec des craquements humides, à droite la respiration est rude.

Le malade a reçu une injection de sérum tous les mois pendant 6 mois, chaque fois, il a réagit et à la 6e piqûre les sueurs ont été d'une abondance telle que je suis resté 6 mois avant de tenter une nouvelle injection, l'organisme paraissant saturé de sérum suivant l'expression de l'inventeur de la méthode.

Depuis ce temps, le malade auquel on a fait quelques séries de piqûres d'huile camphrée, sans aucune autre médication qu'une bonne alimentation a vu sa température baisser, son état général s'améliorer et l'expectoration diminuer à tel point qu'actuellement, il ne tousse pas, ne crache pas ou à peine un crachat le matin et de 53 kilogs qu'il pesait à sa sortie de l'hôpital, il atteint aujourd'hui le poids normal pour sa taille de 73 kilogs. Il s'alimente bien, ne se sent plus aussi essouflé, fait quelques promenades, sans que sa température remonte. Localement l'auscultation fait entendre un soufle caverneux sous la clavicule gauche avec de gros frottements secs à la toux. Quelques râles en arrière également.

J'ai revu le malade il y a quelques jours il continue à aller bien et s'est marié (un peu malgré moi) il y a 6 mois. Il travaille dans un bureau.

Observation II

Tuberculose pulmonaire

L. M...

Parents bien portants. Oncle maternel mort phtisique.

Antécédents personnels, simple scarlatine dans l'enfance.

Début de la maladie en 1915. Gros rhume négligé, puis amaigrissement, expectoration. Il consulte un médecin, le diagnostic n'est pas posé et le malade continue ses occupations tout en toussant et crachant. Ainsi se passe l'année 1916. En 1917, inquiet, il consulte un autre médecin, celui-là fait le diagnostic de bacillose pulmonaire et exige la cessation du travail et la mise au repos. La situation reste inchangée et en novembre 1918 le malade est réformé par le conseil de réforme de sa classe.

Il part dans une Croix rouge américaine où, soumis à de bons soins et à une alimentation intelligente, il s'améliore quelque peu il en sort au bout de sept mois, essais à nouveau de travailler, mais, fait une rechute grave en juillet 1919. Il voit un premier médecin, puis un second. La situation reste grave, le malade est alité, expectore chaque jour un plein crachoir, tousse jour et nuit, température 38°5 à 39° sans rémission, un pronostic fatal à brève échéance est porté. Nous sommes alors au 5 août 1919 ; jusqu'au 16 août la situation reste toujours très grave et l'on s'attend à un dénouement d'autant plus rapide que la fièvre persiste et que la diarrhée s'installe :

C'est alors que l'on me supplie de voir le malade : ne pensant à cette période de la maladie pouvoir lui être utile, et, je l'avoue, peu soucieux d'entreprendre un cas qui me semble particulièrement défavorable, je refuse à le voir, mais un ami commun met une telle insistance, que je finis par céder. J'écris toutefois au confrère qui soigne habituellement le malade et il me donne l'autorisation de le soigner m'écrivant : « je ne veux pas enlever à la famille un espoir ou une illusion et je vous confie le malade sans aucunement m'en formaliser ». Je disais moi-même au confrère que mon intervention serait à coup sûr bien inutile.

C'est dans ces conditions que le 17 août 1919, je fis une première injection de sérum. La réaction fut peu marquée, un léger mal de tête, une légère moiteur et ce fut tout ; mais, au bout d'une dizaine de jours l'amélioration commençait, l'expectoration diminuait de moitié, la diarrhée cessait, la fièvre suivait une courbe décroissante affleurant à peine 38° le soir, avec de larges rémissions matinales, l'appétit revenait et j'installais plus rapidement un traitement plus substantiel qui fut bien supporté par l'estomac et par l'intestin, j'adjoignais au traitement quelques piqûres d'huile camphrée et continuais la révulsion sur les deux foyers pulmonaires atteints (bacillose bilatérale des deux sommets de la partie moyenne en arrière). Le malade reçut par la suite une injection de sérum environ tous les mois, il eut toujours les mêmes réactions peu marquées et de jour en jour l'amélioration s'est confirmée, il a engraissé dans des proportions considérables, il a encore un peu de tachycardie, s'alimente comme tout le monde, ne tousse pas ou à peine, a parfois encore un ou deux crachats le matin, à l'auscultation quelques râles encore disséminés, pas de température, il vit la vie de tout le monde sans être incommodé et sans que sa fièvre ait remonté, il n'est pas toujours très prudent et malgré cela il se maintient en un état de santé qui n'a aucun rapport avec la situation lamentable dans laquelle je l'ai trouvé il y a 18 mois.

Ce malade s'est maintenu très longtemps puis il s'est négligé et est resté 6 *mois sans me voir*. Je l'ai revu dernièrement mais j'ai trouvé une grosse caverne à gauche (1); un amaigrissement marqué et température élevée 39°. Mise au repos — sérum à nouveau mais cette fois rien à faire ; il y a quelques jours hémoptysie foudroyante et mort avant mon arrivée !

Il n'en est pas moins vrai que ce malade a eu une survie de deux ans de façon inespérée et s'il m'avait écouté, il se serait vraisemblablement maintenu longtemps encore.

Observation III

Tuberculose pulmonaire

B... 28 ans.

Vient me consulter en avril 1920. Toux et expectoration abondantes, sueurs nocturnes amaigrissement marqué, mauvais état général, facies tiré, nuqueuses décolorées, aucun appétit, ne peut travailler sans essouflement ; reçoit une injection de sérum et se transforme rapidement au bout de quinze jours. A reçu deux autres injections et actuellement est entièrement transformé, a augmenté de 24 livres, a vu disparaître *complètement* la toux et les crachats, n'a plus de sueurs, mange bien, passe d'excellentes nuits et travaille sans grande fatigue à l'étonnement de ses camarades d'atelier.

Je le revois de loin en loin et il se maintient parfaitement.

---

(1) On ne stérilise jamais entièrement un tuberculeux, d'où rechute.

Observation IV

Tuberculose pulmonaire

D... 25 ans. Electricien.

Vient me consulter en octobre 1919, pour mauvais état général, toux et expectoration. A l'auscultation je découvre une tuberculose ouverte du côté droit et l'analyse des crachats revèle de nombreux bacilles de Koch. Complication morale, le malade doit se marier dans quelques jours, je le supplie de n'en rien faire, il pleure mais ne m'écoute pas ; il me promet néanmoins de se soigner et reçoit le jour même une première piqûre.

J'ai revu le malade de mois en mois, son état s'est sensiblement amélioré très vite, il a repris du poids, l'expectoration a diminuée dès la première piqûre, plus encore après les suivantes et aujourd'hui il ne tousse plus, ie ne crache plus, a un bel embonpoint, et je ne le vois que de loin en loin, son état s'étant considérablement transformé.

A l'auscultation les buits adventices ont disparu.

Observation V

Tuberculose pulmonaire

L... 35 ans.

Vient me consulter le 18 mai 1920. Les deux poumons sont pris. La clinique le reconnaît, la radioscopie le confirme, le poumon gauche spécialement présente une grosse caverne sous claviculaire. Le malade reçoit une première injection. Un mois après, l'expectoration et la toux sont déjà modifiés et le poids a augmenté de trois livres.

J'ajoute que le malade n'a pu modifier sa vie habituelle et qu'il continue un travail de bureau.

L'observation a été suivie ; le malade s'est maintenu, a augmenté de poids d'une façon considérable. Il a reçu un certain nombre de piqûres et se trouve transformé.

Observation VI

Tuberculose pulmonaire

G. R... 30 ans.

Vient me consulter en janvier 1920. Tousse, crache, a maigri, transpirations nocturnes, pas d'appétit. A l'auscultation, les deux poumons sont pris, particulièrement le gauche et la radioscopie montre un voile du sommet droit avec adénopathie trachéo-bronchique moyenne, une diminution de la clarté pulmonaire à gauche ne s'éclairant que très faiblement à la toux, un aspect grisaille de tout l'hémithorax gauche, puis, une adénopathie importante et gros ganglions (noisette) de la région hilaire.

L'analyse des crachats montre la présence de nombreux bacilles de Koch.

Ce malade reçoit une première piqûre de sérum, quelques jours après mon examen, depuis il en a reçu 4 de mois en mois. Or, voici la situation à ce jour ; disparition de la toux qui était extrêmement fréquente, disparition de l'expectoration, état général redevenu excellent, augmentation de poids de 14 kgs environ, plus de douleurs thoraciques, plus d'essoufflements à l'effort, pas de sueurs, bon appétit, journées calmes et nuits tranquilles. Pas de température, alors qu'au début le malade affleurait souvent 38°5. Nous parlons ensemble de lui faire reprendre avec prudence sa position.

Habite actuellement le Midi, s'est marié est père de famille et va très bien.

Observation VII

Péritonite tuberculeuse

D... 14 ans.

Malade depuis 2 mois, a vu 3 médecins, le diagnostic de péritonite tuberculeuse est posé par les 3, le malade est transporté dans un hôpital où le même diagnostic est encore affirmé, au bout de quelques jours, faute de place, l'enfant est renvoyé chez lui où je le vois pour la première fois quelques jours après son arrivée de l'hôpital : le ventre est ballonné, tendu, dur, extrêmement douloureux au toucher, l'enfant ne peut faire un mouvement sans d'affreuses souffrances, la température est élevée, l'insomnie absolue.

Je pratique une première piqûre de sérum au niveau du flanc, la situation ne s'améliore guère pendant une quinzaine de jours, époque à laquelle je pratique une nouvelle piqûre.

J'ajoute que le pronostic porté par les médecins était absolument désespéré.

Or, quinze jours après la seconde piqûre et sans aucun autre traitement, le malade voit petit à petit s'améliorer sa situation et les choses vont assez vite pour que, au bout de 8 jours encore, je le trouve debout, habillé, le ventre absolument plat, ne souffrant pas, ayant dormi et mangeant une grosse tartine de beurre.

Cette observation date de 14 mois maintenant environ, l'enfant fait un travail de bureau, a toujours bonne mine et se considère comme guéri, il n'y a eu en effet aucune rechute et je ne le vois de loin en loin.

Il travaille chez un industriel du Mans.

Observation VIII

Arthrite tuberculeuse du genou

Mlle IS... 32 ans.

Malade depuis 1919. A cette époque le médecin consulté songe à un début de coxalgie et on pense à une immobilisation du membre inférieur, mais il y a impossibilité en raison d'une déformation osseuse vertébrale coexistante ; il fait venir en consultation un chirurgien qui confirme son opinion. La malade est maintenue simplement au lit, l'état général est peu brillant, il y a eu quelques crachements de sang avec température le soir (je n'ai pas l'histoire absolument exacte de cette période, n'ayant vu la malade qu'un peu plus tard) toujours est-il, que trois mois après, le genou est pris à son tour, et le même médecin porte le diagnostic d'arthrite tuberculeuse du genou et veut imposer à la famille l'immobilisation platrée, comme du reste c'est l'usage dans la forme habituelle de la thérapeutique. On pense améliorer par cette décision l'état de la malade sans toutefois promettre autre chose qu'une ankylose probable du membre plâtré. C'est à cette époque que la famille ne voulant pas se rallier à cette décision me fait appeler : devant ce refus de l'appareil plâtré, je suis parfaitement libre pour appliquer la méthode de sérothérapie et je pratique quelques jours après une première injection. La malade à cette époque est couchée, ne pouvant faire aucun mouvement sans souffrir et dans la hanche et dans le genou malade : elle ne dort pas, pas d'appétit, état subfébrile tous les soirs. Au bout de quelques jours la malade commence à moins souffrir, elle dort mieux, l'appétit renaît et, localement, le genou qui était œdématié et douloureux, diminue de volume et n'est plus sensible au toucher, on peut déjà faire quelques petits mouvements. La malade a été soignée de mois en mois par une injection *sans aucun autre traitement* et actuellement elle a augmenté de 30 livres, marche comme tout le monde sans le secours même d'une canne et le retour ad intégrum de l'articulation est total. Un médecin de la campagne où elle se repose actuellement ne peut croire à sa guérison, étant donné les certificats délivrés antérieurement à mon traitement par le médecin de famille, ancien interne des hôpitaux de Paris, et, confirmé par le chirurgien spécialiste consulté. Le pronostic porté par ces deux confrères avait été particulièrement sévère. Le Docteur TABAKIAN a de nombreuses observations semblables à celle-ci et moi-même je soigne actuellement un cas à peu près identique en collaboration avec un confrère des environs. La guérison est en excellente voie.

Observation IX

Tumeur blanche du poignet

F... 16 ans.

Se présente à ma consultation il y a 15 mois, il présente au poignet droit une ankylose totale de cette articulation qui est rouge, tuméfiée, douloureuse avec impossibilité de tous les mouvements ; il a consulté avant moi deux autres médecins, qui ont porté le diagnostic de tumeur blanche au poignet, cependant il n'y a pas eu de radiographie de faite et le malade recule devant cette dépense, peut-être en effet n'y a-t-il là qu'une synovite importante, en tous cas le traitement proposé par les confrères a été l'immobilisation plâtrée et on n'a pas garanti la disparition de l'ankylose.

Me basant sur l'opinion du docteur TABAKIAN je propose au malade une piqûre de sérum qu'il accepte et j'immobilise seulement l'articulation avec deux petites attels en bois recouvertes d'ouate, puis le bras est mis en écharpe.

Ce n'est que quinze jours plus tard que je lève l'appareil et ma surprise est immense de constater que l'articulation n'est plus œdématiée, ni rouge, ni douloureuse et que le mouvement de flexion du poignet commence à se faire. Depuis, la situation s'est toujours améliorée avec de nouvelles injections de sérum et aujourd'hui, trois mois après le début de mes soins, le malade a recouvré la presque intégralité de ses mouvements, flexion, extension, pronation : il y a à peine une petite différence avec le côté sain.

En admettant même, que nous n'ayons eu affaire qu'à une synovite, je ne connais aucun traitement capable de modifier d'une façon aussi simple et aussi rapide l'état d'une articulation absolument immobile.

Le malade a recommencé son travail de charron ; de plus, une adénité servicale droite dont il était porteur a disparue et il a augmenté de 8 kilos.

OBSERVATION DU DOCTEUR TABAKIAN

Observation X

Tuberculose rénale

P... à Saint-Vincent (Deux-Sèvres).

Agé de 31 ans, grand, mauvais état général. Antécédents personnels : pleurésie à 18 ans, ayant entraîné un grand affaiblissement pendant plusieurs mois. Une furonculose à 19 ans ayant duré plus d'un an. Pas de blennorragie. Marié il y a sept ans, a eu un enfant bien portant.

Hématurie en août 1907, après ses 28 jours, trois semaines après, une autre hématurie, toutes ces crises d'hématurie sont de courte durée ; elles ne durent pas plus de 24 heures

Le 10 mai 1908, Urine 4 litres en 24 heures, mictions fréquentes, sensations de brûlure après chaque miction. Les urines sont troubles, contiennent de nombreuses parcelles blanchâtres floconneuses avec *bacilles de Koch* dans le dépôt à l'examen direct microscopique. Soigné par le docteur de FÉLIX de CHEY comme bacilaire par le traitement médicamenteux et pointes de feu sur les reins et sur le thorax. C'est un bronchiteux monolatéral suspect et tuberculeux vésico-rénal prostatique. Le rein gauche est gros et descend à quatre travers de doigt. La prostate est douloureuse et grosse. Après l'inefficacité complète du traitement médical, le malade est soumis aux injections du sérum antituberculeux. Fin juin, deux mois après, le rein diminue de volume sensiblement, la quantité d'urine baisse à un litre et demi ; la prostate n'est plus douloureuse à la pression et il n'y a plus trace de pus dans les urines. Depuis cinq ans, le malade s'occupe des travaux de culture sans aucune rechute.

Rhumatisme tuberculeux

Je n'ai pas personnellement d'observation de rhumatisme tuberculeux guéri par la méthode mais, le docteur TABAKIAN en possède un bon nombre d'observations que l'on trouvera dans son ouvrage et qu'il collectionne encore chaque jour dans sa pratique courante. Je ne les transcris pas ici pour éviter de grossir cet opuscule.

Remarque

J'ajoute à ces observations que j'ai été souvent demandé dans des cas très graves de laryngite tuberculeuse, de tuberculose intestinale, chez des cachectiques parfois des moribonds, il ne m'a pas toujours été possible dans les meilleurs de ces cas de refuser une piqûre et j'ai eu parfois la surprise de noter une amélioration passagère chez ces désespérés.

Dans la méningite tuberculeuse et la phtisie aiguë (granulie) je n'ai rien obtenu, l'auteur de la méthode m'en avait du reste prévenu.

J'ai eu également enfin de singulières désillusions dans un certain nombre de cas de périodes déjà avancées du reste (réformés de guerre, malades sérieusement pris depuis longtemps déjà) chez ceux-là, j'ai eu après de courtes améliorations des récidives violentes et sans espoir, entre autres cas, un de mes malades tuberculeux de deux ans déjà s'était très amélioré lorsqu'il fut enlevé en un mois par une laryngite tuberculeuse à forme foudroyante.

Mon opinion ferme reste en tout cas celle-ci :

La méthode du docteur TABAKIAN donne dans nombre de

cas des résultats inespérés (et encore je n'ai opéré que dans un milieu moyen où les malades devaient souvent travailler).

J'ai la conviction que cette méthode est appelée à diminuer singulièrement le pourcentage de la mortalité dans une maladie ou la plupart du temps tout traitement reste inefficace.

J'ai injecté dans ma propre famille un parent très aimé, et, si ma conviction n'avait pas été profonde dans les résultats déjà acquis, aurais-je eu la témérité de me charger d'une mission aussi délicate ? Le succès fut du reste atteint ; actuellement, je soigne également un ami très cher, et, cet argument pourra plaider en faveur de l'honnêteté de la méthode, près de ceux, qui, dans leurs critiques injustifiées, sont toujours prêts à voir dans un novateur, un homme intéressé !

On s'est étonné que TABAKIAN ait appliqué son sérum à d'autres cas que la tuberculose, dans le diabète par exemple. Il s'en explique longuement pages 147 et suivantes de son ouvrage, il cite plusieurs observations détaillées et rapporte la discussion de son rapport :

« *RAPPORTS DU DIABÈTE GRAS AVEC LA TUBERCULOSE au 45e Congrès des Sociétés Savantes tenu à Montpellier* ».

On ne peut au contraire que féliciter un auteur de s'essayer à des rapprochements, à des déductions, et à ne pas rétrécir le cadre de la lutte, s'il pense logiquement réussir dans une affection qui, par quelque côté, se rapproche de la première.

Même remarque pour ses travaux sur l'albuminerie pré-tuberculeuse, la maladie de BASEDOW, etc., etc., mais ceci nous entraînerait trop loin et je renvoie le lecteur à TABAKIAN lui-même.

Les échecs

Et maintenant ayant vu les succès, voyons avec la même franchise les échecs de la méthode.

Echecs venant de la Méthode

On sait hélas que le sérum véritablement spécifique de la Tuberculose n'est pas encore trouvé malgré toutes les recherches des savants ; il est donc du sérum de TABAKIAN, comme des sérums de JOUSSET, de VALLÉE, de MARAGLIANO, de LANNELONGUE, d'ACHARD et GAILLARD, etc., à côté de résultats très nets et très intéressants, il y a de nombreux échecs de la méthode.

Est-ce une raison pour la rejeter ? Pas plus que ce n'est une raison pour les sérums des auteurs que j'ai nommés.

Il faut chercher à l'appliquer dans les cas où l'on peut obtenir un résultat, et pour les autres travailler à l'amélioration en espérant toujours faire mieux.

Dans les formes de phtisie à marche suraigüe avec hyperthermie, le sérum est presque toujours impuissant, dans la méningite tuberculeuse nous n'obtenons rien jusqu'à ce jour, dans la laryngite secondaire aux lésions du poumon, la cure est encore presque impossible, dans la Tuberculose intestinale secondaire également rien à faire. *Certains malades viennent trop tard*, c'est la clientèle des réformés de guerre déjà très atteints. *Plus la méthode sera connue, plus le malade viendra vite et les résultats seront meilleurs.*

Mais il nous reste la tuberculose pulmonaire du début et de la période que j'appellerai moyenne avec un résultat particulièrement brillant dans les tuberculoses *post-pleurétiques.*

Il nous reste toutes les tuberculoses osseuses, les péritonites, la tuberculose rénale, le rhumatisme tuberculeux. C'est déjà une grosse action en comparaison de notre impuissance !

De plus, TABAKIAN a constaté qu'en injectant les parents qui avaient perdu des enfants de méningite tuberculeuse ils procréaient dans l'avenir des enfants sains, il a à cet égard une statistique intéressante.

Echecs venant du Malade

Les échecs dus à l'imprudence où à l'indocilité du malade sont comme toujours très nombreux.

Tous les médecins qui ont quelque habitude des Tuberculeux savent combien ces malades sont difficiles à traiter : c'est d'abord une clientèle extrêmement changeante qui va de médecin en médecin, essayant constamment une méthode nouvelle et très durs à tenir. Il y a des malades que l'on voit une fois, qui reçoivent une piqûre et qu'on ne revoit jamais ; d'autres suivent le traitement quelque temps, s'améliorent, puis se déclarent guéris et commettent toutes les imprudences jusqu'à la rechute définitive. D'autres encore veulent bien recevoir une, deux, trois, six injections mais entendent vivre à leur guise, sans modifier leur travail ou leur plaisir. Dans ces conditions, quelle que soit la méthode employée, comment obtenir des résultats ? Je n'ai jamais dit qu'il suffisait de recevoir l'injection bienfaisante et qu'ensuite on pouvait n'écouter que sa fantaisie, sortir avec de la fièvre, fréquenter théâtres et cinémas comme le font certains malades jusqu'au jour où ils prennent trop tardivement la résolution de se soigner.

« L'homme ne meurt pas, il se tue ».

Pour beaucoup de tuberculeux l'adage n'est que trop vrai.

J'ai vu un Tel disent-ils, sa méthode ne m'a rien fait. Je crois bien, ils n'ont suivi aucun de ses conseils !

A l'inverse, j'ai eu les plus beaux résultats chez le malade sage, docile, prudent, faisant l'effort nécessaire pour se guérir et là vraiment la sérothérapie a fait merveille parce que le malade a su y associer les soins d'à-côté si nécessaires aussi.

Mais, certains alors ont prétendu que seuls ces soins d'à-côté avaient une action dans la méthode que je préconise (huile camphrée, phosphates, adrenaline, etc...).

Nous n'avons pas que je sache inventé une méthode d'à-côté que d'autres ignorent ; au contraire, dans nombre d'observations l'amélioration n'est venue que lorsque la *sérothérapie a été ajoutée aux soins classiques déjà institués.* C'est cet élément nouveau qui nettement *a entraîné l'amélioration*, en exemple, je citerai la flexion rapide du membre dans l'observation signalée *d'ankylose du poignet* ou de *tumeur du genou* — parce que le résultat est plus palpable que dans une tuberculose pulmonaire.

L'échec existe encore dans la classe ouvrière parce que chez elle le repos est presque impossible : l'ouvrier, malade, chargé de famille se trouve dans une situation lamentable, prendre du repos, c'est la misère, n'en pas prendre, c'est la mort...

Dilemne terrible en matière de tuberculose pour ces malheureux et nécessairement échec de toute méthode.

C'est pourquoi il faut de plus en plus que les pouvoirs publics s'intéressent aux œuvres contre la Tuberculose, la grande tueuse, celle qui ne démobilise jamais.

Un grand effort a été fait, la tâche reste immense.

L'application de la métode que je préconise n'a été utilisée jusqu'à ce jour, malgré la communication à l'Académie que par quelques médecins.

Pourquoi disent quelques-uns ? Oh ! c'est très simple ; certains grands savants ont eu beaucoup de mal parfois à faire admettre leurs découvertes ; que peut-être alors l'action d'un modeste médecin sans grandes relations, critiqué plutôt qu'aidé dans son œuvre ? L'Académie de Médecine, ont ajouté quelques confrères aurait sanctionné cette découverte, si elle n'a pas donné suite c'est que l'affaire ne vaut pas — eh bien, écoutez ma réponse : elle vous est donnée par un médecin français très connu du corps médical, M. le Docteur HELME, officier de la Légion d'Honneur :

Dans la « *Revue Moderne de Médecine et de Chirurgie* » d'août 1921, le docteur HELME nous rapporte qu'un médecin de campagne le Docteur VEILLARD, de Meung-sur-Loire aurait trouvé que l'étiologie de la fameuse « ENCEPHALITE LETHARGIQUE » réside simplement dans une intoxication alimentaire due à des farines avariées, cas si fréquent pendant la guerre.

Il ajoute que ce praticien a saisi l'Académie de sa manière de voir : mais celle-ci a fait la sourde oreille et ne veut a priori attacher aucune importance aux affirmations d'un si modeste personnage : je laisse la parole au Docteur HELME parlant de la lettre que le Docteur VEILLARD lui a écrit à ce sujet :

« Pour peu que vous ayez réfléchi en lisant cette lettre, —
« et vous n'avez pu manquer de le faire, suivant vos habi-
« tudes professionnelles — vous avez sûrement compris
« pourquoi j'avais choisi, pour le monter en épingle, le cas
« de notre confrère VEILLARD que je ne connais pas per-
« sonnellement d'ailleurs. Bien entendu, je ne prends pas ses
« idées à mon compte ; même, j'avoue très humblement
« toute mon incompétence. Je me place simplement au point
« de vue des difficultés que rencontrent les praticiens fran-
« çais pour faire entendre leur voix.

« En résumé, voilà un praticien qui croit avoir découvert « et la cause de l'encéphalite et sa véritable nature. Avec la « naïveté de son âge, — on est éternellement jeune et naïf « dans la profession — il s'adresse à l'Académie. Mais celle-« ci ne répond mie. Pourquoi ? Parce qu'en proie aux an-« ciennes habitudes d'avant-guerre, elle a été d'emblée hyp-« notisée par une communication de M. le Professeur ECO-« NOMO de VIENNE, et que celui-ci avait baptisé, d'un nom « inexact d'ailleurs l'encéphalite aux cent actes divers. L'a-« narchie est telle dans la profession, je le répète, que l'*Aca-« démie*, la tribune médicale par excellence, *mit purement « et simplement au panier le travail de notre confrère.* Les « Académiciens n'ignorent cependant pas le rôle joué en « étiologie par les médecins de campagne. Sans parler de « BRETONNEAU, n'est-ce pas eux qui ont démontré, en sui-« vant l'épidémie le long du cours des ruisseaux et de mai-« son en maison, la contagiosité de la fièvr etyphoïde ?

« Si donc nous vivions dans une démocratie médicale tant « soit peu organisée, où tous les maillons de la chaîne pro-« fessionnelle seraient étroitement soudés les uns aux autres, « il y aurait certainement eu quelqu'un qui se fût intéressé « au mémoire de M. VEILLARD. On l'eut discuté; au besoin, « on eut prié l'auteur de venir s'expliquer. On se fût ainsi « évité l'ennui de pâlabres inutiles ; et de plus, on eût rendu « justice à l'effort d'un médecin de campagne isolé.

« Comment voulez-vous que nos confrères travaillent et « produisent, si leurs recherches et leurs observations sont « fatalement condamnées à ne jamais voir le jour ? Les maî-« tres s'étonnent ensuite de n'être plus assez en communica-« tions avec la masse ; mais en vérité, n'est-ce pas de leur « faute. Cette fois encore est-ce le lapin qui a commencé ? »

Ce qui existe pour VEILLARD a existé pour TABAKIAN et l'affaire fut enterrée.C'est ce qui explique que la méthode est restée aux mains de quelques-uns et c'est aussi ce qui fait qu'à l'heure actuelle TABAKIAN ne produit son sérum qu'en très petite quantité et qu'il ne peut en donner qu'à bon escient qu'à ceux qui s'en servent sagement et sous sa direction.

Le jour où nous serons aidés et soutenus nous aurons la possibilité de créer une œuvre plus grande. Mais jusqu'à ce jour ne nous reprochez pas notre sous-production.

Conclusion

J'arrive au terme de cet opuscule : j'ai voulu montrer qu'à une époque ou chacun cherche un remède à la tuberculose, la méthode que j'emploie (*et que je défends avec d'autant plus de liberté que je n'en suis pas l'inventeur*) est une méthode rationnelle, honnête et ayant donné d'appréciables résultats : elle vaut largement les méthodes en cours, elle est sans danger et d'une application plus facile.

Je sais que certains ne croient à aucune thérapeutique en matière de tuberculose, et n'offrent au malade que l'Air, même s'il vit nécessairement dans une mansarde, l'Alimentation forcée, même s'il n'a pas faim, le Repos absolu, même s'il doit obligatoirement gagner sa vie ! Libre à ceux-là de suivre leur voie préférée et décourageante ; quant à nous, nous travaillons avec ceux qui cherchent autre chose !

Aussi, nous nous intéressons à tous les travaux et nous ne négligeons pas les autres thérapies s'il le faut : vaccin de CEPÈDE, de BOSSAN, traitement du docteur ARNOLD dont j'ai visité l'établissemnt d'Auteuil, etc..., etc..., que d'autres médecins appliquent eux aussi avec des résultats auxquels nous croyons pusqu'ils l'affirment.

La largeur d'idées est la vraie force de la science, mais ce que nous accordons aux autres, nous pouvons je crois, le demander pour nous.

Souvent hélas ! nous serons battus, mais souvent aussi parce que nous sommes intervenus trop tard ; souvent aussi nos victoires n'auront pas de durée, c'est entendu, mais souvent aussi nous aurons le dernier mot et si nous obtenons 20 victoires et 30 défaites, notre œuvre aura déjà été bonne.

Nous ne doutons pas qu'un jour viendra où la grande ENNEMIE sera vaincue définitivement, et, c'est contre elle que travaillent tant d'hommes par le monde ; peut-être la victoire définitive sortira-t-elle des creusets d'un de nos laboratoires officiels où peinent dans un dur labeur des savants incontestés ; mais, est-ce une raison pour nier toute valeur au travailleur plus modeste qui lui aussi veille dans la nuit en attendant la grande Aurore ? — Nous ne le pensons pas.

La négation pure et simple n'est pas une méthode de discussion, et, à vous qui lirez ces lignes laissez-moi, en terminant, dire avec BOURGET : « Oh ! scientistes, scientites, quand aurons-nous la modestie devant ce que nous ne comprenons pas, de poser au moins un point d'interrogation ?

Le Mans — Décembre 1921.

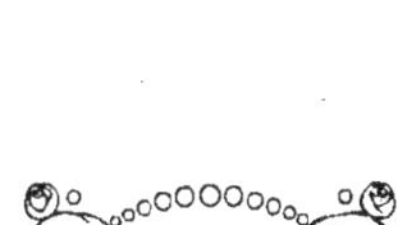

Imp. L. Chaudourne
- - - Le Mans - - -
15, Rue Marchande

www.ingramcontent.com/pod-product-compliance
Ingram Content Group UK Ltd.
Pitfield, Milton Keynes, MK11 3LW, UK
UKHW022147260726
13993UKWH00005B/2221